L'HIVER DANS LE MIDI

ET

PRINCIPALEMENT A CANNES

L'HIVER

DANS LE MIDI

ET PARTICULIÈREMENT A CANNES

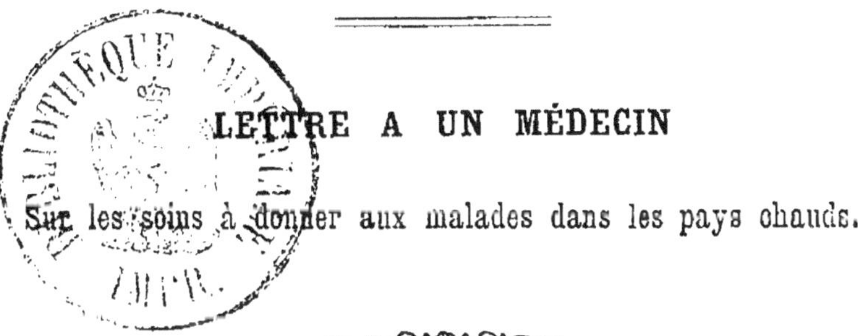

LETTRE A UN MÉDECIN

Sur les soins à donner aux malades dans les pays chauds.

PRIX : 1 franc

AU PROFIT DES PAUVRES.

CANNES

IMPRIMERIE L. MACCARRY, RUE D'ANTIBES, 5.

1867.

On lit dans la *Revue de Cannes :*

Lettre a un médecin sur les soins domestiques a donner aux malades dans les pays chauds.

(Oxford et Londres, in-8°.)

Monsieur le pasteur Acland veut bien nous envoyer d'Angleterre, avec quelques lignes d'une extrême bienveillance, la brochure dont nous venons de donner le titre et qui nous paraît un modèle de clarté, de précision et d'utilité véritable. Cette lettre est adressée au Dr Acland, frère de l'auteur, un des médecins les plus estimés de la Grande-Bretagne et celui-ci, excellent juge en pareille matière, s'est empressé de la faire imprimer, pour la grande utilité des malades qui viennent dans le Midi, chercher le rétablissement de leur santé. Comme tant d'autres, j'ai j'ai voulu, moi aussi, dans mon *Hiver dans le Midi* donner quelques conseils utiles ; mais le *nécessaire* se trouve noyé sous le non indispensable, comme chez tous les médecins, d'ailleurs, qui ont traité les mêmes questions. Comme je me condamne moi-même qu'il me soit permis de condamner les autres, et de conseiller aux malades de se procurer la brochure de M. Acland, et d'en suivre ponctuellement les prescriptions. Une édition française est en vente, chez les libraires de

Cannes, et comme cette édition est vendue au profit du bureau de bienfaisance nous en recommandons expressément l'achat à tous nos hôtes d'hiver. Il y aura là double profit : utilité pour l'acheteur et soulagement pour nos pauvres.

J'ai l'honneur et le bonheur d'être en relation avec M. Acland, il doit au climat de Cannes et aux soins tendres et dévoués de véritables amis, le rétablissement de la santé d'une personne à lui bien chère, et à plusieurs reprises nos pauvres ont eu la preuve de sa reconnaissance. Au nom des indigents et des malades, nous saisissons cette occasion pour lui témoigner notre profonde gratitude.

Dr BUTTURA.

Médecin de l'Hôpital, Médecin des Épidémies,
Membre du Conseil d'Hygiène, etc.

L'HIVER DANS LE MIDI

ET

PARTICULIÈREMENT A CANNES.

Lettre à un médecin sur les soins à donner aux malades

dans les pays chauds.

La lettre suivante m'a été écrite par un frère qui a acquis beaucoup d'expérience pratique dans les soins nécessaires aux malades, tant à Madère qu'en France. Je la fais imprimer parce qu'étant le résultat d'observations exactes, il est probable que sa simplicité et son bon sens la rendront utile à ceux qui ont le bonheur de manquer d'expérience à cet égard.

Dr H. W. A.

Oxford, octobre 1866.

Mon cher frère,

Je remplis ma promesse de vous écrire une lettre sur les soins *domestiques*, à donner à un malade dans le Midi de la France.

Pour plus de simplicité je supposerai que la malade est une jeune dame souffrant d'une maladie de poitrine soupçonnée ou confirmée, qu'elle a été envoyée au Midi par un médecin connaissant suffisamment les différences de climat dans les provinces orientales de l'Ouest du Midi de la France et leurs diverses localités, (telles que Hyères, Cannes, Nice, Menton dans la partie orientale), pour choisir l'endroit le mieux adapté à sa constitution et à son état particuliers, et que ses amis ont pris à cet endroit, les soins nécessaires pour s'assurer de la meilleure habitation possible pour elle.

En premier lieu, il est nécessaire que la malade et ses amis comprennent bien clairement que le climat n'agit pas comme par enchantement, mais qu'on l'envoie si loin afin que son traitement médical puisse être suivi dans des circonstances plus favorables à sa santé générale, qu'il ne pourrait l'être en Angleterre pendant l'hiver. Elle ne trouvera pas un été perpétuel. Autant de précautions seront nécessaires pendant le milieu de de l'hiver qu'en Angleterre ; et en automne et au printemps, plus encore peut-être.

Vêtements. — La température moyenne du Midi de la France s'élève à environ 16° au-dessus de celle de Londres. Dans les endroits abrités choisis pour les malades, la gelée, même la nuit, y est rare. Un thermomètre élevé à quatre pieds et plus du sol, à l'ombre, et abrité des courants d'air, montre une uniformité considérable de température. Les journées pendant lesquelles un malade est retenu au logis, sont comparativement peu nombreuses. Cependant il est nécessaire de faire du feu pendant les mois d'hiver, souvent toute la journée, et toujours le matin et le soir. La malade sera exposée à la promenade à des changements de température très brusques, soit que le vent s'élève tout à coup, soit qu'elle passe inévitablement pendant sa promenade à pied ou en voiture, du soleil à l'ombre ; son habillement devra donc être à peu près le même qu'en Angleterre, excepté qu'elle n'aura besoin de ses vêtements d'hiver que pour un temps plus court, et que des manteaux ou pardessus plus légers suffiront à la promenade, le soleil étant plus chaud. Même dans les plus beaux temps, la malade devra toujours avoir sous la main quand elle sera dehors, un vêtement léger à ajouter en cas qu'un vent froid s'élève.

La plupart des appartements étant carrelés en briques, ils sont froids malgré les tapis, de sorte que des bas et des souliers chauds sont indispensables. Les gens du pays sont chaudement vêtus.

Nourriture. — Il n'est pas difficile de se procurer une nourriture simple et bien préparée, surtout si la famille après avoir expliqué à sa cuisinière française qu'on désire une nourriture simple, la laisse faire à sa façon, sans essayer de lui faire faire la cuisine à la manière anglaise, à quoi elle ne réussirait jamais. Que les heures des repas bien choisies, soient scrupuleusement observées.

Air et exercice. — Le but du changement de climat étant de procurer à la malade ces deux choses, sans fatigue et sans refroidissement, assurez-les lui consciencieusement, et ne souffrez pas que rien vienne entraver ces deux points importants.

Aération intérieure — Que la malade ait une chambre bien aérée, autant que possible au Midi; une chambre à l'Est est peut-être celle qu'on doit préférer ensuite, parce qu'elle reçoit le soleil levant, mais c'est de ce côté que vient le plus mauvais temps. Ne placez jamais, sous aucun prétexte, la malade dans une chambre au Nord). Renouvelez bien l'air de la chambre; les croisées en France sont construites de façon qu'en les ouvrant légèrement et en fermant les contrevents extérieurs, l'air extérieur peut être constamment admis, sans courant d'air. Que la place de la malade y soit choisie de manière à ce que l'air y puisse être librement admis sans qu'elle se refroidisse. Elle ne devra jamais se trouver dans une chambre avec une société assez nombreuse pour en élever la température, ou en altérer l'air. Si la chambre est au Midi, elle sera ordinairement mieux chauffée quand il fera beau temps, en laissant éteindre le feu au milieu du jour et en ouvrant les fenêtres pour laisser entrer le soleil. Au printemps et en automne, on peut tenir l'appartement frais, (ce que cependant très peu d'anglais croient) en fermant les fenêtres et les contrevents aussitôt que les premiers rayons du soleil y arrivent; et en ne les rouvrant plus qu'à la fraîcheur du soir. On peut alors faire entrer de l'air frais dans la maison, par les croisées au Nord, ou de l'Est et de l'Ouest, en laissant la porte de la chambre dans laquelle on se tient, plus ou moins ouverte. Qu'on soit bien convaincu de cette vérité qu'habiter une chambre non ventilée c'est respirer du poison ; et que les poumons exigent un air d'autant plus pur qu'ils sont moins vigoureux ; toute personne sensée saura toujours trouver le moyen de procurer un air pur à un malade, sans le refroidir, ou trop l'échauffer.

Air et exercice au dehors. — Si l'exercice doit être pris à pied, à cheval ou en voiture dépendra nécessairement des forces, de l'inclination, des moyens de votre patiente ; mais il est absolument essentiel qu'il soit pris régulièrement, à des heures convenables et en quantité convenable. Pendant le mois d'octobre et jusqu'à la mi-novembre, et au mois d'avril et de mai, les heures qu'on doit réserver pour la promenade sont tout à fait différentes de celles qui conviennent du milieu de novembre au milieu de mars. Dans l'hiver, la malade peut être dehors de 10 heures à 3. En automne et au printemps (si toutefois elle sort le matin, (elle devra être rentrée à 9 heures avant midi, plus tôt même, et ne pas ressortir dans l'après-midi avant 4 ou 5 heures. Ces limites de temps changent naturellement avec les saisons. Mais l'hiver, la malade ne doit *jamais* se trouver dehors plus tard qu'une demi-heure *au moins* avant le coucher du soleil. Qu'elle ne s'expose pas à la chaleur du soleil en automne et au printemps. Que tous les arrangements soient pris en conséquence et ne soient ja-

mais enfreints. Qu'elle ne s'expose pas au mistral,
mais cependant on trouvera souvent moyen de
prendre de l'exercice sans risque d'un côté,
quand on ne pourrait pas de l'autre. Il peut y
avoir un courant froid dans une vallée ou entre
deux murs, tandis qu'il fait chaud sur une col-
line voisine. Une ombrelle du pays est indispensable.

Mais tandis que votre malade jouit de tout
l'exercice qui est bon pour elle, il ne faut pas
permettre qu'elle soit tentée d'en abuser. Qu'elle
ne se joigne pas à des parties pour des expédi-
tions ou des pic-nics. Laissez-là certainement
jouir complètement selon ses forces de la mer-
veilleuse beauté du paysage. Qu'elle ait le plaisir
de se trouver avec d'autres personnes qui pren-
nent les mêmes soins qu'elle, ou avec des amis
dans la société desquels elle peut faire sans diffi-
culté et sans cérémonie exactement ce qui est bon
pour elle et rien de plus. Si son appétit est faible,
qu'elle emporte avec elle un peu de pain et de
viande et de vin et d'eau, et voie si elle ne man-
gera pas avec plus de plaisir dehors ; de cette
manière, elle pourra rester plus longtemps à
l'air, voir davantage le pays. Au reste, *comme
règle*, les excursions, pic-nics, parties qui sont
arrangées par les visiteurs les mieux portants
des villes de saison, ne conviennent aucunement
aux personnes délicates. Il est difficile de les éviter
sans paraître manquer de politesse ou de bienveillance envers ceux qui les proposent, mais du
moment que la malade accepte une pareille invi-

tation, elle est à la merci des autres. Elle a un engagement à remplir quoique le temps puisse se trouver douteux, ou elle-même moins forte que d'ordinaire. Elle peut avoir à choisir entre se montrer égoïste ou créer des embarras, elle risque d'être placée au soleil ou dans un courant d'air, ou de marcher trop vite et trop loin, ou de se trouver dehors trop tard pour elle, revenant par quelque froide vallée après le soleil couché, ou d'être obligée d'attendre son repas, ou d'être pressée de manger ce qui vaut rien pour elle.

C'est surtout au moment de l'arrivée que le plus grand soin est nécessaire. L'air du Midi de de la France est excitant, et les personnes d'une bonne santé aussi bien que les malades, y sont disposées à aller au-delà de leurs forces. Plus la malade se remet, plus les précautions sont nécessaires ; il est pénible de voir des malades qui après avoir gagné et être devenus plus forts et mieux portants, perdent tout cela en prenant froid, en se fatigant dans une réunion, ou dans quelqu'expédition. Et ceci se voit trop souvent. Que la malade et ses amis se rappellent que « *la cause ne réparera pas le mal.* »

Influences morales. — Quitter sa demeure pour un pays étranger pour raison de santé, est le moment où les bienfaits de l'Espérance et de la Foi chrétienne peuvent être le plus profondément sentis. Employer consciencieusement les meilleurs moyens, en laissant le résultat à Dieu, voilà, même médicalement, le meilleur état moral à rechercher.

Cependant j'entends ici par influences morales, que je conseille à la malade de s'occuper selon ses forces, ses goûts et selon les circonstances. Qu'elle cherche à se procurer des occupations qui l'intéressent au dedans et au dehors, qu'elle cultive, mais sans efforts, la langue française, la musique, le dessin, qu'elle ait des livres intéressants à lire, qu'elle essaie de dessiner les poteries pittoresques et les plantes du pays. Dehors elle pourra faire des esquisses, de la botanique, collectionner des pierres, des coquilles, etc. Elle ne manquera pas d'aides, ni de compagnes dans tout ce qu'elle préfèrera. Qu'elle se repose autant qu'il lui sera nécessaire, mais empêchez sa vie d'être oisive et sans intérêts. Veillez à ce que chaque heure du jour ait son emploi, et à ce qu'elle soit ponctuelle dans ses heures pour son lever, ses repas, et spécialement pour se coucher.

En la dirigeant judicieusement, la vie d'une malade peut être rendue gaie pour elle-même et utile aux autres, et tout en réclamant nécessairement beaucoup d'indulgence sous de certains rapports, elle donne sous d'autres, d'amples opportunités pour une discipline et une éducation des plus importantes.

Surtout, tandis que chaque petit détail de sa vie doit être mûrement considéré, et exécuté avec persévérance, jour par jour, heure par heure, ayez soin que tout se fasse sans embarras et sans discussion. Il est moralement et physiquement mauvais pour une personne souffrante, qu'on discute devant elle ou avec elle sur tous les petits points que j'ai indiqués. Mieux vaut parfois céder à une personne importune, qui vous prie instamment de faire une chose peu prudente, que de la discuter devant la malade.

Quelqu'un devra être chargé de veiller à ce que journellement et heure par heure, votre malade fasse, ou à ce qu'on fasse pour elle, ce qui lui sera nécessaire et non ce qui lui serait nuisible ; et l'ami qui aura le tact et la persévérance d'exécuter ceci, tranquillement et affectueusement en toutes circonstances, sera un ami en vérité.

Votre frère affectionné,

P. L. D. ACLAND.

Broadclyst Exeter, 6 oct. 1866.

NOTES.

En général on se décide trop tard à venir dans le Midi, on laisse le mal devenir grave, et alors la guérison est bien moins certaine.

Il faut arriver dans le Midi en octobre ; on évite ainsi les premiers froids humides, si meurtriers dans le Nord et le voyage se fait plus facilement, et est bien moins à redouter.

Les trajets directs sont généralement moins pénibles qu'on ne le pense ; surtout en ayant l'attention de prendre un vagon-lit.

Si l'on s'arrête, il faut calculer les stations de manière à ne pas arriver trop tard, à ne pas avoir à partir trop matin.

Prenez des provisions pour la route. Évitez autant que faire se peut certains buffets. Ceux d'Avignon, de Dijon, de Marseille, etc., sont forts bons.

Prévenez à l'avance pour trouver votre habitation en état ou l'appartement à l'hôtel préparé.

Ayez une note à consulter de votre médecin ordinaire que vous remettrez au médecin de la station d'hiver, celui-ci, bien éclairé, vous dirigera bien plus sûrement sans hésitation, sans tâtonnement.

Une fois votre médecin choisi, suivez son avis et non les mille conseils de vos amis, fort dévoués, mais fort peu compétents.

Pour certaines poitrines la promenade en mer est excellente; mais dans tous les cas il faut emporter de quoi se bien couvrir, si le temps change, si le vent s'élève, si le soleil se cache.

Ne quittez pas le Midi avant la fin d'avril ou mieux en mai. Prenez les mêmes précautions que lors de votre venue.

Si vous allez vers le Nord, coupez votre voyage, en restant deux ou trois semaines à Vevey, à Montreux, etc.

Le choix d'une station thermale ne doit être fait qu'après avis et de votre médecin de la station, et de votre médecin ordinaire.

Le séjour d'été doit être aussi le résultat d'une entente entre ces deux mêmes praticiens.

Dr BUTTURA.

www.ingramcontent.com/pod-product-compliance
Lightning Source LLC
LaVergne TN
LVHW050432060726
842526LV00007B/2549